BEI GRIN MACHT SICH IHR WISSEN BEZAHLT

- Wir veröffentlichen Ihre Hausarbeit,
  Bachelor- und Masterarbeit

- Ihr eigenes eBook und Buch -
  weltweit in allen wichtigen Shops

- Verdienen Sie an jedem Verkauf

Jetzt bei www.GRIN.com hochladen
und kostenlos publizieren

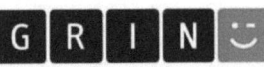

Die Auswirkungen des DRG-Systems auf den Pflegesektor in deutschen Krankenhäusern

Mareike Scheibel

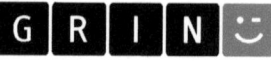

Bibliografische Information der Deutschen Nationalbibliothek:

Die Deutsche Nationalbibliothek verzeichnet diese Publikation in der Deutschen Nationalbibliografie; detaillierte bibliografische Daten sind im Internet über http://dnb.d-nb.de abrufbar.

ISBN: 9783346593344
Dieses Buch ist auch als E-Book erhältlich.

Druck und Bindung: Books on Demand GmbH, Norderstedt Germany
Gedruckt auf säurefreiem Papier aus verantwortungsvollen Quellen

Das vorliegende Werk wurde sorgfältig erarbeitet. Dennoch übernehmen Autoren und Verlag für die Richtigkeit von Angaben, Hinweisen, Links und Ratschlägen sowie eventuelle Druckfehler keine Haftung.

Das Buch bei GRIN: https://www.grin.com/document/1174193

Technische Universität Dresden

Fakultät Erziehungswissenschaften

Modul: Gesundheitswissenschaftliche Grundlagen

Seminar: Einführung in das Gesundheitssystem

Semester: Sommersemester 2021

Prüfungsleistung: Seminararbeit

Seminararbeit

-

Die Auswirkungen des DRG-Systems auf den Pflegesektor in deutschen Krankenhäusern

Vorgelegt von: Mareike Scheibel

Abgabedatum: 14.06.2021

Inhaltsverzeichnis

1 Einleitung

„'Zulasten einer empathischen Arzt-Patienten-Beziehung droht der Patient
zum Werkstück in einem industriellen Prozess zu werden.'"

(Weimann zit. in Flintrop 2014)

Das Statistische Bundesamt gibt an, dass „[j]ede dritte Krankenhausentbindung im Jahr 2019 per Kaiserschnitt" (Statistisches Bundesamt 2021a) durchgeführt wurde. Im bundesweiten Durchschnitt lag die Rate der durchgeführten Sectio Caesarea bei 29,6 %. Im Vergleich dazu wurden im Jahr 1991 nur 15,3 % der Entbindungen auf chirurgische Weise herbeigeführt (vgl. ebd.). Bei der Kontrastierung dieser numerischen Darstellungen sticht prägnant hervor, dass sich die Kaiserschnittrate dabei nahezu verdoppelt hat. Verschiedene literarische Darstellungen identifizieren dafür anlässlich vergangener und gegenwärtiger Wandlungen im Gesundheitssystem und der Gesellschaft eine Variation an Begründungen, welche themenadaptiert nachfolgend nähere Betrachtung finden. Ein Vorwurf an das gegenwärtige „fallpauschalierende Vergütungssystem" (Kolip et al. 2012, S. 6) rahmen sich um die Anschuldigung, dass „sich geplante Kaiserschnitte besser als vaginale Entbindungen in die organisatorischen Abläufe einer Klinik einbinden [lassen]" (ebd.) und darin die Attraktivität dieses chirurgischen Verfahrens für die Kliniken begründet liegt. Ebenso offenbaren sich finanziell motivierte Rechtfertigungsansätze, bei welchen gewinnbringende Maßnahmen mit einem wirtschaftlichen Deckmantel getarnt werden, da durch eine entsprechende Fallpauschale mit angemessenem Entgeltbetrag gewisse Vergütungsanreize geschaffen werden, woraus sich die Präferenz der Schnittentbindung vor einer vaginalen Entbindung begründen lassen (vgl. ebd., S. 33). Ipso facto kann darin ein „Zusammenhang zwischen der Zielstellung einer optimalen Budgetausschöpfung und dem Kaiserschnittniveau" (ebd., S. 84) gesehen werden. Weitere Erklärungsbemühungen zeichnen Aspekte der Personalsituation, des Ressourcenverbrauchs, der allgemeinen Plan- und Steuerbarkeit sowie „haftungsrechtliche Entwicklungen und die abnehmende Erfahrung der Geburtshelfer in der Betreuung komplizierterer Geburten" (ebd., S. 7) ab.

Die hier erläuterte Darlegung illustriert stellvertretend Problematiken, die sich um das Finanzierungssystem deutscher Krankenhäuser rahmen. Fällt der Blick genauer auf das Fallpauschalensystem der deutschen „Diagnosis Related Groups" (Bundesministerium für Gesundheit 2020) - im folgenden DRG benannt - so sticht schnell ein Quantum an Konkretisierungsansprüchen hinsichtlich des Charakters, der Klassifikation und Auswirkung unter Inkludierung konträrer Positionen prägnant heraus. Konkret soll sich mit folgender Fragestellung auseinandergesetzt werden: Welche Auswirkungen hat die Implementierung des DRG-Systems auf die Arbeitsprozesse des pflegenden Personals in deutschen Krankenhäusern? Ziel der vorliegenden Arbeit ist es, die Fragestellung näher zu beleuchten und Argumente zu finden, welche die fragengeleitete Annahme verifizieren sowie die Betrachtungsweise amplifizieren.

Zu Beginn der vorliegenden Arbeit sind zunächst die Bestrebungen zur konkreten Entwicklung des G(erman)-DRG-Systems sowie diesbezüglich relevante gesetzliche Grundlagen konkretisiert. Weiterhin sind Explikationen über die Klassifikation des Fallpauschalensystems in Deutschland unter Inkludierung von Erläuterungen zur Abbildung diagnosebezogener Kalkulationen angeschlossen. Infolgedessen beschäftigt sich die vorliegende Arbeit unter dem Aspekt der allgemeinen Auswirkungen auf den Pflegesektor mit einer Reihe komplementärer und oppositiver Standpunkte und der ihnen innewohnenden kriterialen Attribute. Nachfolgend sind spezielle Auswirkungen auf den Pflegesektor in Hinblick auf die sich verändernde Arbeitsbelastung, sowie das sich in diesem Zusammenhang modifizierte berufliche Selbstverständnis im Zuge der DGR-Etablierung, näher erläutert. Im Resümee vollzieht sich der Zusammenschluss des vorangegangenen Inputs im Lichte der Ausgangsfrage unter Einbettung kritischer Anmerkungen.

Für die Literaturrecherche erfolgte zunächst eine Suche innerhalb der Datenbank der Sächsischen Landesbibliothek – Staats- und Universitätsbibliothek Dresden (SLUB), sowie im späteren Verlauf mit Hilfe der Suchmaschine Google in Hinblick auf die kombiniert und selektiv verwendeten Suchbegriffe „Auswirkungen German Diagnosis Related Groups (G-DRG)" in digitaler und analoger Form in deutscher Sprache. Darüber hinaus fand eine Ausdehnung der Literatur über vor- und rückwärtsgerichtete Suche, sowie Hand- und Keywordsuche statt. Der Zeitraum, in welchem die Quellen erschienen sind, erstreckt sich von 2000 bis zum aktuellen Jahresdatum.

2 Systementwicklung und gesetzliche Grundlagen

Nachfolgend sind die Entwicklung des deutschen DRG-Systems sowie diesbezüglich relevante gesetzliche Grundlagen näher erläutert. Bis 2003 zeichneten sich die Abrechnungen von Leistungen im Gesundheitssektor durch eine Einzelleistungsvergütung aus, bei welcher „allgemeine Krankenhausleistungen über krankenhausindividuelle Pflegesätze vergütet [wurden], die je Tag des Krankenhausaufenthaltes zu zahlen waren." (Bundesministerium für Gesundheit 2020) Leistungen wurden demnach „retrospektiv, d.h. in Abhängigkeit vom tatsächlichen Ressourcenverbrauch, entlohnt." (Hilgers 2011, S. 27) Die entsprechenden Tagessätze wurden nicht leistungsorientiert und demgemäß unabhängig vom Behandlungsaufwand und Schweregrad der zu pflegenden Personen vergütet (vgl. Bundesministerium für Gesundheit 2020). Dies zeigte sich unter anderem in hohen stationären Verweildauern zur Generierung finanzieller Mittel für die Kliniken selbst (vgl. ebd.). Weiterhin wohnten diesem System die Nachteile der fehlenden Anreize zur wirtschaftlichen Gestaltung von Arbeitsprozessen, Ressourcenmanagement sowie Kostenreduktion inne (vgl. Hilgers 2011, S. 39 f.).

Neben diesen primär wirtschaftlich zentrierten Aspekten sieht sich das Gesundheitssystem im Verlauf der letzten Jahrzehnte mit vermehrt steigenden Kosten durch den demografischen Wandel konfrontiert. Das Statistische Bundesamt (2021) gibt an, dass „[d]ie Zahl der Menschen im Alter ab 65 Jahren […] bereits zwischen 1990 und 2018 um 50 % von 11,9 Millionen auf 17,9 Millionen [stieg]." (Statistisches Bundesamt 2021b) Darüber hinaus prognostiziert das Statistische Bundesamt (2021), dass „[i]n den nächsten 20 Jahren […] diese Zahl um weitere 5 bis 6 Millionen auf mindestens 22,7 Millionen wachsen [wird]." (ebd.) Durch die gegenwärtig zunehmende Bevölkerungsalterung steigt die Nachfrage nach medizinisch-pflegerischen Leistungen bei gleichzeitigem Druck eines gedeckelten Systems finanzieller Ressourcen. Zur objektiven Abbildung von Kosten wurden daher in der Vergangenheit betriebswirtschaftliche Elemente mit Hilfe des Fallpauschalensystems der DRGs kongruiert, um ein transparentes Vergütungssystem zu konzipieren, welches zurecht als Vergütungsreform des Gesundheitssektors betitelt werden kann. Seit 2004 erfolgt die Vergütung von Krankenhausleistungen nun nicht mehr retrospektiv, sondern prospektiv (vgl. Hilgers 2011, S. 27). Dies bedeutet, dass „sich das Entgelt primär basierend auf der Erkrankung des Patienten zu Beginn des Krankenhausaufenthalts [berechnet]." (ebd.)

Diesem Zwangsgefüge nach Wirtschaftlichkeit und Nachfragedruck stattgebend, konzipierte der Gesetzgeber diese neue Form der Vergütung und beschrieb damit einen Paradigmenwechsel im Gefüge des Gesundheitssystems in Deutschland. Das deutsche DRG-System erfüllt dabei als diagnosebezogenes Fallpauschalensystem die Kriterien eines „'**durchgängige[n], leistungsorientierte[n] und pauschalierende[n] Vergütungssystem'** (§ 17b Abs. 1 Satz 1 DRG-Fallpauschalensystem KHG)" (Bundesministerium für Gesundheit 2020, H. i. O.) und zielt darauf ab, Leistungsqualität, Kosten und Liegezeit der Patient/Innen sowie finanzielle, personelle und materielle Ressourcen in ein sinnvolles Verhältnis zu setzen. Unter Einhaltung eines in spezifische Phasen gegliederten Plans erfolgte die schrittweise Umsetzung des Systems (vgl. Bundesministerium für Gesundheit 2020). Die Leistungen der Krankenhäuser sind über das deutsche DRG-System gemäß des Paragraphen 17 b des Krankenhausfinanzierungsgesetzes finanziell gedeckt (vgl. ebd.). Dieses „Gesetz zur wirtschaftlichen Sicherung der Krankenhäuser und zur Regelung der Krankenhauspflegesätze" (Bundesministerium für Justiz und Verbraucherschutz 2021a) datiert in Paragraph 17 b Festlegungen für die „Einführung eines pauschalierenden Entgeltsystems für DRG-Krankenhäuser" (ebd.), dass für „die Vergütung der allgemeinen Krankenhausleistungen [...] ein durchgängiges, leistungsorientiertes und pauschalierendes Vergütungssystem [gilt]" (ebd.). Darüber hinaus muss das Vergütungssystem ebenso dazu dienen, „Komplexitäten und Komorbiditäten abzubilden" (ebd.) und gleichermaßen einen praktikablen Differenzierungsgrad beinhalten. Ferner werden „Einzelheiten der Vergütung der DRG-Krankenhäuser [...] im Krankenhausfinanzierungsgesetz (KHG), im Krankenhausentgeltgesetz (KHEntgG) und in der Fallpauschalenvereinbarung der Selbstverwaltungspartner geregelt." (Bundesministerium für Gesundheit 2020). Weiterhin ist im Paragraph 70 des Sozialgesetzbuchs V datiert, dass „[d]ie Krankenkassen und die Leistungserbringer [...] eine bedarfsgerechte und gleichmäßige, dem allgemein anerkannten Stand der medizinischen Erkenntnisse entsprechende Versorgung der Versicherten zu gewährleisten [haben]. Die Versorgung der Versicherten muß [sic] ausreichend und zweckmäßig sein, darf das Maß des Notwendigen nicht überschreiten und muß [sic] in der fachlich gebotenen Qualität sowie wirtschaftlich erbracht werden." (Bundesministerium für Justiz und Verbraucherschutz 2021b).

Seit dem vergangenen Jahr wurde „die Krankenhausvergütung auf eine **Kombination von Fallpauschalen und einer Pflegepersonalkostenvergütung (Pflegebudget)** umgestellt." (Bundesministerium für Gesundheit 2020, H. i. O.) Mit Inkrafttreten des „Pflegepersonal-Stärkungsgesetz – PpSG, [...] zum 1. Januar 2019" (ebd.) sollen demnach Personalkosten des zu pflegenden Personals – begrenzt auf bettenführende Stationen – eine von fallzentrierten Pauschalbeträgen unabhängige Vergütung erfahren. Zuzüglich dessen „wurden tagesbezogene Bewertungsrelationen für einen Pflegeerlöskatalog berechnet, der als separate Spalte in den Fallpauschalen-Katalog integriert wurde." (ebd.) Der tatsächliche Pflegeerlös der entsprechenden Aufenthaltsdauer des/der zu Pflegenden errechnet sich dabei aus dem Produkt „des Pflegeentgeltwertes mit der maßgeblichen Pflegeerlös-Bewertungsrelation und den Berechnungstagen" (ebd.).

3 Die Klassifikation der deutschen DRGs im Gesundheitssystem

Nachfolgend ist ein Abriss der Klassifikation von DRGs expliziert. Das Bundesministerium für Gesundheit (2020) deklariert, dass „[d]ie **Eingruppierung** in die DRG-Fallpauschale [...] EDV-gestützt (Grouper) [erfolgt] und [...] insbesondere [...] durch die **Krankheitsart (Diagnose), den Schweregrad der Erkrankung sowie die erbrachten Leistungen (Operationen und Prozeduren)** [bestimmt wird]." (Bundeministerium für Gesundheit 2020, H. i. O.) So ist die Vergütung für Patient/Innen mit aufwändigen und schwerwiegenden Krankheiten entsprechend höher, als für jene mit leichten Erkrankungen (vgl. ebd.). Diesbezüglich kann zusammengefasst werden, dass „[d]er unterschiedliche Behandlungsaufwand [...] durch Bewertungsrelationen ausgedrückt [wird]." (ebd.) Bei dem deutschen DRG-System handelt es sich um ein „prospektives Vergütungssystem" (Hilgers 2011, S. 31), bei welchem Leistungen „nicht in erster Linie auf Basis der tatsächlich entstandenen Kosten, sondern gemäß einer vorab vereinbarten Pauschale vergütet" (ebd.) werden. Unter Einbezug der spezifischen Fallpauschale „wird die Vergütung einer definierten Erkrankung und deren Behandlung (ohne die anfallenden Pflegepersonalkosten am Bett) in einer bestimmten Bandbreite der Verweildauer kalkuliert." (Bundesministerium für Gesundheit 2020) Gemäß der Darstellung wird die entsprechende Pauschale losgelöst von der prinzipiellen Verweildauer getätigt. Der Preis einer konkreten Fallpauschale errechnet sich „durch Multiplikation der Bewertungsrelation der jeweiligen DRG mit dem Landesbasisfallwert." (ebd.)

Sowohl die Kalkulationen der DRG, als auch die im Vorfeld konkretisierte Berechnung der Pflegepersonalkosten auf bettenführenden Stationen, „erfolg[en] auf der Grundlage von **tatsächlichen Kosten- und Leistungsdaten aller Krankenhäuser und ergänzend auf der Grundlage tatsächlicher Kostendaten einer Stichprobe von Krankenhäusern.**" (ebd., H. i. O.) Der aktuelle Katalog der DRG aus dem Jahr 2021 subsumiert unter sich die leistungsbezogenen Datenelemente von ca. 282 Kliniken und fünf Millionen Fällen (vgl. ebd.). Darüber hinaus verzeichnet der aktuelle Katalog „1.275 Fallpauschalen und 225 Zusatzentgelte - überwiegend für teure Medikamente und Medizinprodukte - [...], die zusätzlich zu den Fallpauschalen abgerechnet werden können." (ebd.) In diesem Konvolut an komplexen Kalkulationen ist jedoch hervorzuheben, dass pro Aufenthalt einer zu pflegenden Person im Krankenhaus „nur eine DRG mit entsprechendem Pflegeerlös abgerechnet werden [kann]." (ebd.)

Die für die Kalkulation der DRG relevanten Diagnosen werden entsprechen der „ICD-10-Schlüssel (Internationale statistische Klassifikation der Krankheiten und verwandter

Gesundheitsprobleme [...]]" (Rummel 2007, S. 3) kodiert, wohingegen die Operationen „nach OPS 301-Schlüssel (Operationenschlüssel nach § 301 Sozial Gesetz Buch V)" (ebd.) abgebildet werden. Der Schweregrad begleitender Erkrankungen eines/einer Patient/In determinieren zusammen mit den entsprechenden Haupt- und Nebendiagnosen die Vergütung für das Krankenhaus. Zur konkreten Konzeption einer DRG wird am Ende des Aufenthalts der/des Patient/In aus einer der 23 MDCs bzw. „Major Diagnostic Category[s]" (Institut für das Entgeltsystem im Krankenhaus 2020, S. 1) eine Hauptdiagnosegruppe ermittelt, welche nach Organsystemen gegliedert sind und zudem auf dem ICD-10-Schlüssel basieren (vgl. Rummel 2007, S. 4). Darüber hinaus werden basierend auf dem OPS-Schlüssel Sub-MDCs unterteilt, welche in die Untergruppen „Partition 'O' operative Fallpauschalen" (Institut für das Entgeltsystem im Krankenhaus 2020, S. 1), „Partition 'A' andere Fallpauschalen, z.B. Koloskopie" (ebd.), sowie „Partition 'M' medizinische Fallpauschalen" (ebd.) gegliedert sind. Zusammen mit personenzentrierten Faktoren, wie etwa Alter und Geschlecht der/des Patient/In, werden MDCs und Sub-MDCs in der Basis-DRG verarbeitet (vgl. Rummel 2007, S. 4). In einem weiteren Schritt werden Nebendiagnosen in Form von CCs bzw. „Komplikationen oder Komorbiditäten" (Institut für das Entgeltsystem im Krankenhaus 2020, S. 1) betrachtet, welche „zur Ermittlung des Gesamtschweregrads (Complication and Comorbidity Level; CCL) beitragen" (Rummel 2007, S. 4) und ebenfalls unter Zuhilfenahme des ICD-10-Schlüssels abgebildet werden. Entsprechend der „Verrechnung aller CCL ergibt sich der medizinische Fallschweregrad (Patient Clinical Complexity Level; PCCL)" (ebd.), welcher in absteigender Graduierung mit Hilfe der Buchstaben A bis D abgebildet wird. Die hier grob umrissene Ausführung zur Ermittlung von DRGs wird in der realen Umsetzung im Klinikalltag durch entsprechende Computersoftware, sogenannte „*Grouper*" (Hilgers 2011, S. 31, H. i. O.), ausgeführt.

Bezugnehmend auf das in der Einleitung thematisierte Beispiel handelt es sich bei „O01H" (Institut für das Entgeltsystem im Krankenhaus 2020, S. 59) um eine „[p]rimäre Sectio caesarea ohne komplizierende Diagnose, Schwangerschaftsdauer mehr als 33 vollendete Wochen (SSW), ohne komplexe Diagnose" (ebd.), wohingegen „O60D" (ebd., S. 60) eine „[v]aginale Entbindung ohne komplizierende Diagnose, Schwangerschaftsdauer mehr als 33 vollendete Wochen" (ebd., S. 60) beschreibt. Am Beispiel letztgenannter Codierung soll eine definitorische Annäherung hinsichtlich der konkreten Elemente vorgenommen werden. Der Buchstabe O beschreibt dabei das Organsystem bzw. steht dieser im genannten Beispiel für den Bereich der Geburtshilfe. Die Zahl 60 definiert unter der „Partition M" (ebd., S. 1) medizinische Fallpauschalen und kodiert damit die vaginale Entbindung. Zuletzt ist Buchstabe D zu explizieren. Während der Buchstabe

A an dieser Stelle den höchsten medizinischen Schweregrad datieren würde, beschreibt der Buchstabe D hier einen geringen Fallschweregrad (vgl. Rummel 2007, S. 5).

4 Auswirkung der DRGs auf den Pflegebereich im Krankenhaus

Nachfolgend sind zunächst allgemeine Auswirkungen in Bezug auf den Pflegesektor und darin wirksame Individuen konkretisiert. Im weiteren Verlauf finden spezielle Auswirkungen im Fokus der Arbeitsbelastung und des sich dadurch veränderndem beruflichen Selbstverständnis nähere Betrachtung.

4.1 Allgemeinen Auswirkungen auf den Pflegesektor im Krankenhaus

Neben der Reformation des Vergütungssystems im Zuge der Inkludierung der DRGs vollzog sich im gleichen Atemzug eine Innovation in der Qualitätssicherung krankenhausbezogener Leistungen. Im Sozialgesetzbuch V ist in Paragraph 137 a dazu dokumentiert, dass durch zu veröffentlichende Qualitätsberichte eine Verbesserung der Transparenz angestrebt werden soll (vgl. Bundeministerium für Justiz und Verbraucherschutz 2021 c). In diesem ist nachfolgend festgehalten: „Der Gemeinsame Bundesausschuss nach § 91 gründet ein fachlich unabhängiges, wissenschaftliches Institut für Qualitätssicherung und Transparenz im Gesundheitswesen. [...] Das Institut arbeitet im Auftrag des Gemeinsamen Bundesausschusses an Maßnahmen zur Qualitätssicherung und zur Darstellung der Versorgungsqualität im Gesundheitswesen. Es soll insbesondere beauftragt werden, 1. für die Messung und Darstellung der Versorgungsqualität möglichst sektorenübergreifend abgestimmte risikoadjustierte Indikatoren und Instrumente einschließlich Module für ergänzende Patientenbefragungen zu entwickeln" (ebd.).

Im Zuge der Etablierung entsprechender Maßnahmen, welche zur Generierung objektiv fassbarer Qualität dienlich sein sollen, stehen die Kliniken und entsprechend partizipierenden Individuen einem leistungsbezogenem Begründungszwang gegenüber, der die Korrektheit sowie Sachrichtigkeit von Maßnahmen pflegerischer, apparativer und medizinisch-praktischer Natur generieren soll.

Im Kontrast dazu setzen Lüngen und Lauterbach (2000) in ihrer Erarbeitung die Problematik des „Upcoding" (Lüngen, Lauterbach 2000, S. 852) in den Fokus ihrer Betrachtung. In diesem erläutern diese, dass zu pflegende Personen bewusst und absichtlich höher eingestuft bzw. mit dem Ziel der Gewinnsteigerung kostendeckender kodiert wurden, als es unter realistischen Bedingungen der Fall gewesen wäre (vgl. ebd. S. 852 ff.). Auch Hilgers (2011) beschreibt, dass durch den absichtlichen Tausch von Haupt- und Nebendiagnosen das Kostengewicht künstlich gesteigert werden kann (vgl. Hilgers 2011, S. 45). Zwar werden durch den MDK Stich- und Verdachtsproben durchgeführt, jedoch lassen sich missbräuchliche Kodierungen so nur begrenzt nachweisen „da es bei vielen Krankheitsbildern einen gewissen ärztlichen Freiheitsgrad in Bezug auf die medizinische Vorgehensweise gibt." (ebd.)

Lüngen und Lauterbach (2003) prognostizieren darüber hinaus in ihrem Werk „DRG in deutschen Krankenhäusern" weitreichende Auswirkungen auf die Personalsituation in der Pflege, die sich vor allem auf eine „Verdichtung der Pflegetätigkeit" (Lüngen, Lauterbach 2003, S. 129) durch Leistungsverdichtung, Technisierung und mannigfaltige Behandlungsmöglichkeiten bei gleichzeitig alten und multimorbiden Patient/Innen konzentrieren. Darüber hinaus merken jene an, dass der „Ausbau des Personalstamms [...] aufgrund der Restriktionen im stationären Sektor kaum möglich sein [wird]." (ebd.) Im Zuge des DRG-Vergütungssystems obliegen leichte Fälle vermehrt einer ambulanten Betreuung, wohingegen schwere Fälle einer intensiven Widmung bedürfen, welche im Sinne der Fallpauschalen auch entsprechend höher vergütet werden. Diese neuen Anforderungen benötigen „ein ausreichend qualifiziertes Personal mit entsprechender Ausbildung" (ebd., S. 132). Weiterhin prognostizieren die Autoren, dass „[e]ine weitere Professionalisierung und Qualifikation des Pflegepersonals [...] unumgänglich [ist]." (ebd., S. 129 f.) Braun, Klinke und Müller (2010) gehen noch einen Schritt weiter und sehen vor allem in der durch das DRG-System provozierten „vermehrte[n] Übernahme ärztlicher Tätigkeiten durch Pflegekräfte" (Braun et al 2010, S. 6) die „Chance eine[r] weiteren Professionalisierung" (ebd.). Da sich diese prognostizierte Entwicklung mit gegenwärtigen Entwicklungen kongruieren lässt, muss gleichwohl eingeräumt werden, dass die Bestrebungen zur Professionalisierung auch in anderen Bereichen ihren Ursprung haben und Prozessentwicklungen schon vor der eigentlichen Etablierung des Fallpauschalen-Systems in Deutschland begann (vgl. Lüngen, Lauterbach 2003, S. 129 f.). Dennoch kann festgehalten werden, dass das DRG-System zumindest zu gewissen Teilen mit der ihm innewohnenden Optimierungsbestrebungen die Qualifikationsentwicklungen des pflegenden Personals beflügelte.

Der GKV Spitzenverband (2011) gibt weiterhin im Rahmen eines „Endberichts des zweiten Forschungszyklus zur G-DRG-Begleitforschung (German Diagnosis Related Groups) nach § 17 b Abs. 8 KHG" (GKV Spitzenverband 2011) an, dass „[d]as pauschalierte Vergütungssystem in der Krankenhausfinanzierung [...] weder zu Qualitätseinbußen in der stationären Versorgung geführt [hat] noch zu Leistungsverlagerungen in andere Versorgungsbereiche." (ebd.) Darüber hinaus weisen die Auswertung der „Mortalitätsraten im Anschluss an einen stationären Aufenthalt [...] durchweg auf positive Entwicklungen der Qualität im untersuchten Zeitraum hin." (ebd.) Ein weiterer interessanter Aspekt dieses Berichtes illustriert, dass „es keine Anzeichen für Leistungsverlagerungen aufgrund der DRG-Einführung in angrenzende Versorgungsbereiche [gibt]." (ebd.). Gemäß den Darlegungen konnten so keine Steigerungen in den „poststationären Arzt-Patienten-Kontakte[n] im vertragsärztlichen Bereich" (ebd.) festgestellt werden. Folglich kann die Datenlage so interpretiert werden, dass sich trotz wirtschaftsorientierter Leistungsumsetzung und betriebswirtschaftlich motivierter Kapazitätsausschöpfungen keine gravierenden Fehler im medizinisch-pflegerischem Handeln herauskristallisierten, die Patient/In-Arzt/Ärztin-Interaktion im Anschluss an einen stationären Aufenthalt nach abschließender Entlassung aus der Klinik eingefordert hätten. In der hier dargestellten Lesart des Berichtes kann festgehalten werden, dass „[d]ie in den letzten Jahren immer wieder geäußerten Sorgen, dass es durch die Fallpauschalen zu einer Verlagerung der Versorgung zulasten anderer Bereiche kommt, [...] sich somit [...] als gegenstandslos erwiesen [haben]." (ebd.)

Im Kontrast dazu zeichnet sich in verschiedenen literarischen Darstellungen die Gefahr der verminderten Behandlungs- und Pflegequalität ab und wird als Resultante der Wirtschaftlichkeitsfokussierung kritisch angemerkt (vgl. Hilgers 2011, S. 42). So wird hinterfragt, ob der mit dem DRG-System einhergehende Kostendruck „eine medizinisch nicht vertretbare Reduktion des Ressourcenverbrauchs" (ebd.) intendiert, die eine zu frühe bzw. „blutige Entlassung" (ebd., H. i. O.) nach sich ziehen würden. In einer 2008 durchgeführten Umfrage unter Krankenpflegenden offenbarte sich, dass 25% der Teilnehmenden unter dem DRG-Fallpauschalensystem eine zu frühe Entlassung registrierten (vgl. Braun et al 2010, S. 16). 2003, also im Jahre der Etablierung der DRGs, gaben dies hingegen nur 13 Prozent der Befragten an (vgl. ebd.). Demnach hat sich nach subjektiver Einschätzung des zu pflegenden Personals die Anzahl der zu frühen Entlassungen nahezu verdoppelt. Darüber hinaus gaben im Jahr 2008 nur noch 32 Prozent der Pflegenden an, über ein gutes Entlassungsmanagement zu verfügen (vgl. ebd.). Im Jahr 2003 waren es mit 37 Prozent fünf Prozent mehr (vgl. ebd.). Additiv betrachtet, deuten diese prozentualen Vergleichswerte gegenüber der Ausgangsbedingung vor DRG-Etablierung auf eine Verschlechterung der Qualität klinikbezogener Leistungen in den genannten Bereichen hin. Diesbezüglich muss jedoch hervorgehoben werden, dass es sich bei den numerischen Darstellungen um Umfrageergebnisse unter Pflegenden handelt und diese demnach subjektive Einschätzungen abbilden, welche nicht isoliert von in- und externen Störfaktoren betrachtet werden können.

Die überwiegend positiv eingefärbten Aspekte des Bundesministeriums für Gesundheit (2020) zeichnen im Kontrast dazu das DRG-System als das Opus Magnum betriebswirtschaftlicher Bestrebungen bei gleichzeitiger Leistungstransparenz. So illustriert jenes System, dass „eine bessere und sachgerechtere Vergütung der Hochleistungsmedizin erreicht [wurde]." (Bundesministerium für Gesundheit 2020) Ferner wird hervorgehoben, inwiefern die Einführung der DRGs „zu einer Verbesserung der Transparenz und Wirtschaftlichkeit der allgemeinen Krankenhausversorgung geführt [hat]." (ebd., H. i. O.) Zudem erfolgten Innovationen in der Prozessorganisation, Leistungsoptimierung, Realisierung von Wirtschaftlichkeitsreserven und Reduktion der relativen Verweildauer. Bezüglich des letzten Aspektes dokumentiert das Bundesministerium für Gesundheit (2020) die Reduktionsbestrebungen in der Verweildauer: So lag die Verweildauer von zu pflegenden Personen im Jahre 2018 bei durchschnittlich 6,6 Tagen, wohingegen diese im Jahr 2000 noch 9,2 Tage betrug (vgl. ebd.). Da es sich bei dem DRG-System um ein "'durchgängiges, leistungsorientiertes und pauschalierendes Vergütungssystem'" (ebd., H. i. O.) handelt und dieses sich nicht mehr an der spezifischen Verweildauer der zu pflegenden Personen orientiert, scheint es nachvollziehbar, dass der Minimierung von (un)nötigen Verweiltagen für Patient/Innen aus wirtschaftlicher Sicht stattzugeben ist. Im Kontrast zum alten System der Tagespflegesätze wird durch die DRGs ein finanzieller Anreiz geschaffen die Liegezeit und Verweildauer der zu pflegenden Personen nach medizinischer Notwendigkeit auszurichten.

Noch etwas stärker werden diese Bestrebungen durch Studien von Hilgers (2011) markiert: In diesen zeichnet sich ab, dass „[p]rivate Krankenhäuser […] die Verweildauer infolge der DRG-Einführung um 0,34 Tage mehr reduziert [haben] als andere Krankenhäuser." (Hilger 2011, S. 139) Diesbezüglich hebt die Autorin hervor, dass die Verweildauer in privaten Einrichtungen vor der Systemumstellung auf DRGs deutlich höher war, als jene in öffentlichen Kliniken. Dies kann als Indiz dafür gewertet werden, „dass private Krankenhäuser die Verweildauer ihrer Patienten besonders stark an der Vergütung und dem entsprechenden Profit ausrichten." (ebd.) Eine andere interessante Blickrichtung bezüglich dieses Ansatzes prognostizierte ein 2005 erschienener Zeitungsartikel der Taz. In diesem wird erläutert, dass die schleswig-holsteinische Uni-Klinik in Kiel und Lübeck Patient/Innenhotels bauen lassen wollen, damit den „steigenden Komfort-Ansprüchen der Genesenden" (Geisslinger 2005) Rechnung getragen werden kann und finanzielle Ressourcen seitens des Krankenhauses gespart werden können. Das hier illustrierte

„Sparinstrument" (ebd.) bildet die Gedanken optimierter Umsetzungen betriebswirtschaftlicher Bestrebungen ab. Denn „[w]er nur noch ein bisschen krank ist, muss kein Krankenhausbett blockieren." (ebd.) Gründe für Entwicklungen dieser Art liegen nach Auffassung der Autorin im Abrechnungsverfahren des DRG-Systems. Da Kliniken entsprechende Fallpauschalen pro Patient/In erhalten, sind die Krankenhäuser bestrebt, so schnell wie möglich freie Betten zu generieren, um neue zu pflegende Personen betreuen zu können, welche wiederum die Umsatzbestrebungen der Klinik steigern. Allgemein kann hierbei unter dem Punkt der Rationalisierungs- und Optimierungsbestrebungen festgehalten werden, dass Kliniken zur Reduktion der durchschnittlichen Verweildauer angehalten sind „in dem sie [...] die notwendigen Behandlungen in einem kürzeren Zeitraum durchführen." (Hilgers 2011, S. 41) Für das zu pflegende Personal bedeutet dies unter dem Deckmantel der Zeitoptimierung in der Arbeitsplanung striktere Zeitvorgaben mit weniger Spielraum für individuelle Patient/In-Interaktion. Selbstredend darf die Minimierung der Verweildauer an dieser Stelle nicht isoliert von anderen gesellschaftlichen und soziokulturellen Aspekten zur Stützung themenadäquater Kritikpunkte herangezogen werden, jedoch veranschaulicht sie unter objektiven Gesichtspunkten ein Atom im Molekül des kritischen Gefüges der Wirtschaftlichkeitsorientierung im Krankenhaus.

4.2 Spezielle Auswirkungen auf den Pflegesektor im Krankenhaus am Beispiel der Arbeitsbelastung und des sich dadurch veränderndem beruflichen Selbstverständnis

Die bis hierhin explizierten Darstellungen legen die Komplexität des DRG-Fallpauschalen-Systems im Gefüge wechselseitiger Interessenbeziehungen offen, die die Umdeutung und Auslegung von Interpretationsansätzen auf die eine oder andere Weise zugunsten der einen oder anderen Positionierung fließend gewährleistet. Aus dem Konvolut der bisherigen Explikationen bezüglich der Auswirkungen auf den Pflegesektor sind nachfolgend die Arbeitsbelastung sowie das sich in diesem Zusammenhang veränderte berufliche Selbstverständnis im Zuge der DGR-Etablierung näher konkretisiert.

Im „Forschungsprojekt WAMP" (Braun et al 2010, S. 10) wurden in den Jahren 2003, 2006 und 2008 bundesweit Befragungen von zufällig ausgewählten Pflegekräften durchgeführt. Bezüglich der Arbeitsbelastung vermerkten die Pflegenden eine stetige Zunahme von „andauernd hohe[m] Zeitdruck, Organisationsmängel[n] im Krankenhaus, störende[n] Unterbrechungen, unregelmäßige[n] Arbeitszeiten, zu viele[n] administrative[n] Tätigkeiten und mangelhafte[m] Arbeitsschutz" (ebd., S. 11) zwischen den Jahren 2003 und 2008. Weiterhin gaben im Jahre 2008 ganze 75 Prozent an, unter ständigem, hohem Zeitdruck zu stehen (vgl. ebd., S. 11). Zentral thematisierten die Pflegenden zudem die Zusammenhänge „zwischen zunehmend verdichteter Arbeit – weil Aufnahme und Entlassung schneller aufeinander folgen und die Aufenthaltszeiten der Patienten pflegeintensiver werden – und wachsender Arbeitsbelastung" (ebd., S. 11). Demnach bildet sich aufgrund der reduzierten Verweildauer der Patient/Innen eine Leistungsverdichtung der Pflegeprozesse ab. Auch Lüngen und Lauterbach (2003) berichten von einer „Verdichtung der Pflegetätigkeit" (Lüngen, Lauterbach 2003, S. 129) durch die Etablierung des DRG-Systems.

Ein weiterer Aspekt, der diese Entwicklung bekräftigt, rahmt sich um die Verschiebung des Patientenguts von pflegeleichteren und im Schnitt gesunderen Patient/Innen zu hilfebedürftigeren, pflegeintensiveren, durch den demografischen Wandle bedingten zunehmend älteren und multimorbiden zu Pflegenden. Das lässt sich damit begründen, dass im Zuge des DRG-Vergütungssystems leichte Fälle vermehrt einer ambulanten Betreuung obliegen, wohingegen schwere Fälle einer intensiven Widmung bedürfen, welche im Sinne der Fallpauschalen auch entsprechend höher vergütet werden (vgl. ebd., S. 131 f.). So sind die Pflegenden beständig mit einer zunehmenden Reduktion der Verweildauer bei gleichzeitig steigender Arbeitsintensität konfrontiert.

Eine weitere Problemstellung setzt den Vorwurf der Auswahl der Patient/Innen nach wirtschaftlichen Kriterien und der Fallzahlgenerierung. Demnach kritisieren Volkmer et al (2003), dass Krankenhäuser, welche ein weit gefächertes Leistungsspektrum abbilden (müssen), keine Patient/innen-selektion hinsichtlich wirtschaftlicher Kriterien betreiben können und in dieser Hinsicht unter konkurrenztechnischen Aspekten benachteiligt sind (vgl. Volkmer et al. 2003, S. 496 ff.) Dies führt beispielsweise dazu, dass für das Klinikum kosten- und (pflege-)aufwandsintensive Patienten/Innen an spezialisiertere Krankenhäuser überführt werden (vgl. ebd.). Deren Mitarbeiter/Innen stehen dann wiederum einer gesteigerten Arbeitsintensität durch ein hoch pflegeintensives Patient/Innengut gegenüber.

Weiterhin konkretisieren Braun, Klinke und Müller (2020) in ihren Darlegungen eine Reihe von „Faktoren für die Wahrnehmung mehrfacher Belastung" (Braun et al 2010, S. 12). Eine zentrale Rolle nimmt dabei der großrahmige „Anteil administrativer Tätigkeit" (ebd., S. 12 f.) ein. Im Zuge der Etablierung von Maßnahmen, welche der Generierung objektiv fassbarer Qualität dienlich sein sollen, stehen die Kliniken einem leistungsbezogenem Begründungszwang gegenüber, der die Korrektheit sowie Sachrichtigkeit von Maßnahmen pflegerischer, apparativer und medizinisch-praktischer Natur generieren soll. Das Statistische Bundesamt (2013) illustriert diesbezüglich anschaulich die Problematik des Zeitaufwands in der Pflegedokumentation und der Konzeption von Leistungsnachweisen in einer Statistik. Entsprechend dieser Darstellungen „resultieren im Median rund 16 Minuten in stationären [...] Pflegeeinrichtungen je Tag je pflegebedürftiger Person" (Larjow 2013, S. 418) aus der auferlegten Dokumentationspflicht. Neben der hier beschriebenen Erhöhung des Dokumentationsaufwandes im Zuge der DRGs minimiert sich demgemäß die Interaktionszeit mit den zu pflegenden Personen.

Der sich veränderten Arbeitsbelastung folgt indes ein sich modifizierendes berufliches Selbstverständnis. Die Determinanten dieses berufsbezogenen Verständnisses rahmen sich dabei um die Qualität der Pflegeleistung und der Interaktion mit dem/der Patienten/In, „die entsprechenden normativen Einstellungen zum Versorgungsgebot, die sozialrechtlichen Leistungsansprüche der GKV-Versicherten und eine mögliche Überformung medizinischer und pflegerischer Handlungslogiken durch eine Stärkung des Wirtschaftlichkeitsgebots." (Braun et al 2010, S. 14) Das berufliche Selbstverständnis sieht sich demnach zunehmend mit den widerstreitenden Interessen „des überzeugungskonformen Handelns" (ebd., S. 9) und dem „Hinzutreten neuer Handlungsimperative (betriebswirtschaftliche Kalküle)" (ebd., S. 9) konfrontiert, welches zu „kognitiven bzw. moralischen Dissonanzen" (ebd., S. 14) aufgrund des Spannungsverhältnisses zwischen Normen und Praxis führt. Demnach wohnen DRG-bedingten Veränderungen des Pflegesektors das Potential der Konzeption eins innovierten beruflichen Selbstverständnisses inne, „in dem die Norm, zwischen betriebswirtschaftlichen und pflegerischen Handlungsimperativen abwägen zu müssen, verinnerlicht und routinisiert wird." (ebd., S. 9) Die beständige Gegenüberstellung des Soll- und Ist-Zustandes der konkreten pflegerischen Handlungspraxis provoziert dabei einen Wandel im beruflichen Selbstverständnis, da „ein großer Teil der Pflegekräfte in einer Realität [arbeitet], in der das, was sie moralisch für richtig erachten, nicht ihre Praxis ist." (ebd., S. 15) Aus dem Konvolut der bis hierhin illustrierte Darlegungen zeichnet sich „ein ausgeprägtes Spannungsverhältnis zwischen dem Anspruch, psychosoziale und sonstige pflegerische Versorgung erbringen zu wollen und einer Praxis, die ihnen dies in den meisten Fällen nicht oder nicht ausreichend gestattet." (ebd., S. 16) Dem DRG-System wohnen demnach die Gefahr einer negativen Adaption des pflegerischen Selbstverständnisses an die Praxis-Realität inne, da pflegebezogene Normen mit der beständigen Unterordnung durch betriebswirtschaftliche Bestrebungen konfrontiert sind. Folglich befinden sich sowohl die Arbeitspraxis von Pflegenden mit stetig steigender, multifaktoriell bedingter Arbeitsbelastung, als auch das berufliche Selbstverständnis in „zunehmende[n] Dissonanzen zwischen [...] ihrer professionellen oder ethischen Normen und ihrem beruflichen Alltag." (ebd., S. 18)

5 Konklusion

Bezugnehmend auf das Einleitungszitat können die Veränderungen im medizinisch-ärztlichen Bereich zweifelsohne auf den Pflegesektor ausgeweitet werden. Durch die Etablierung des DRG-Systems in Deutschland erfolgte eine Reformation in der Vergütung der Kliniklandschaft, welche unbestritten zu Modifikationen in Arbeitsprozessen im Sinne der Wirtschaftlichkeitsorientierung und optimierten Leistungsausschöpfung führte. Das Potential des/der Patient/In als „Werkstück in einem industriellen Prozess" (Weimann zit. in Flintrop 2014) offenbart sich dabei gegenwärtig im Krankenhausalltag als Resultante betriebswirtschaftlicher Bestrebungen und der diesen innewohnenden Gefahren.

In der vorliegenden Arbeit wurde sich mit folgender Fragestellung auseinandergesetzt: Welche Auswirkungen hat die Implementierung des DRG-Systems auf die Arbeitsprozesse des pflegenden Personals in deutschen Krankenhäusern? Zur umfangreichen Beantwortung der Fragestellung wurden zunächst die Bestrebungen zur konkreten Entwicklung des G(erman)-DRG-Systems sowie diesbezüglich relevante gesetzliche Grundlagen konkretisiert. Dazu wurde aufgezeigt, dass 2003 das retrospektive System der Einzelleistungsvergütung durch das prospektive System der Fallpauschalen ersetzt wurde (vgl. Bundesministerium für Gesundheit 2020; Hilgers 2011, S. 27). Das deutsche DRG-System erfüllt dabei die Kriterien eines **"'durchgängige[n], leistungsorientierte[n] und pauschalierende[n] Vergütungssystem'"** (Bundesministerium für Gesundheit 2020, H. i. O.) und zielt darauf ab, Leistungsqualität, Kosten und Liegezeit der Patient/Innen sowie finanzielle, personelle und materielle Ressourcen in ein sinnvolles Verhältnis zu setzen. Weiterhin wurden Explikationen über die Klassifikation des Fallpauschalensystems unter Inkludierung von Erläuterungen zur Abbildung diagnosebezogener Kalkulationen angeschlossen. Das Bundesministerium für Gesundheit deklariert diesbezüglich, dass „[d]ie **Eingruppierung** in die DRG-Fallpauschale [...] EDV-gestützt (Grouper) [erfolgt] und [...] insbesondere [...] durch die **Krankheitsart (Diagnose), den Schweregrad der Erkrankung sowie die erbrachten Leistungen (Operationen und Prozeduren)** [bestimmt wird]." (ebd., H. i. O.) Infolgedessen wurden unter dem Aspekt der allgemeinen Auswirkungen auf den Pflegesektor mit einer Reihe von Konsequenzen für die partizipierenden Individuen erläutert. Diese rahmten sich unter anderem um die „Verdichtung der Pflegetätigkeit" (Lüngen, Lauterbach 2003, S. 129), Professionsbestrebungen und die Reduktion der Liegezeit von zu Pflegenden. Im Anschluss wurden spezielle Auswirkungen auf den Pflegesektor in Hinblick auf die sich veränderte Arbeitsbelastung, sowie sich das in diesem Zusammenhang modifizierte berufliche Selbstverständnis im Zuge der DGR-Etablierung näher erläutert. Insbesondere letzteres sieht sich demnach zunehmende mit den widerstreitenden Interessen „des überzeugungskonformen Handelns" (Braun et al 2010, S. 9) und dem „Hinzutreten neuer Handlungsimperative (betriebswirtschaftliche Kalküle)" (ebd., S. 9) konfrontiert, welches zu „kognitiven bzw. moralischen Dissonanzen" (ebd., S. 14) aufgrund des Spannungsverhältnisses zwischen Normen und Praxis führt.

Zusammenfassend lässt ich an dieser Stelle festhalten, dass die Reformierung des Vergütungssystems im Zuge der Inkludierung der DRG in Deutschland deutliche Bemühungen um eine effizientere Nutzung finanzieller, materieller und personeller Ressourcen verzeichnen lassen. Offen bleiben mahnende Überlegungen, ob sich die Sanierung von Krankenhäuern zugunsten wirtschaftlicher Gesichtspunkte nicht der Kritik einer Ökonomisierung über die Grenzen ethischer Vereinbarkeit hinaus beugen muss. Die durch die DRG-Systemumstellung erwirkte Übertragung der Kostenverantwortung auf die Kliniken zieht die Fokussierung auf wirtschaftliche Aspekte sowie die mannigfaltige Ausschöpfung von Ressourcen im Sinne der Kostensenkung nach sich (vgl. Hilgers 2011, S. 2). Unter dem Deckmantel der Optimierung offenbaren sich bei genauerem Blick jedoch eine Reihe von Problemstellungen für die partizipierenden Individuen des Systems, deren Bewältigung künftig im Fokus weiterführender Betrachtung auf pflegerischer, wirtschaftlicher und ethischer Seite stehen sollten und müssen. Abschließend ist festzuhalten, dass die Etablierung des DRG Systems in Deutschland weitreichend Wellen in die Gewässer betriebswirtschaftlicher Finanzierungsgedanken, wettbewerbs- und konkurrenzorientierter Leistungsüberlegungen sowie pflegeethischer Diskurse geschlagen hat. Die Sanierung der Krankenhäuser zugunsten wirtschaftlicher Gesichtspunkte formiert unter sich ein Konvolut positiver und negativer Aspekte, die nicht unabhängig von externen und internen Steuerungsmöglichkeiten kollektiviert werden sollten, um eine Harmonisierung der oppositiven Positionierungen innerhalb des DRG-Systems anzustreben. Bezogen auf das Eingangszitat, soll in einem letzten Gedanken illustriert werden, dass im Zentrum des Pflegesektor menschliche Wesen stehen, die gesicherten und absoluten Anspruch auf adäquate Behandlung und Umgang haben und sich demnach die Qualität der Verschränkung von Medizin und Pflege zwar nicht losgelöst, aber keinesfalls unter wirtschaftlichen Betrachtungen subsumieren sollte. Stetige Innovationen des G-DRG-Systems sollen sich künftig der Reduktion von Fehleranfälligkeit durch die Umdeutung zugunsten wirtschaftlicher Interessen widmen. So muss der Kampf um Sieg und Niederlage pflegeethischer Konzeptionen auf dem Schlachtfeld der Betriebswirtschaft immerwährend neu gefochten werden.

Literaturverzeichnis

Braun, B.; Klinke, S.; Müller, R. (2010): Auswirkungen des DRG-Systems auf die Arbeitssituation im Pflegebereich von Akutkrankenhäusern. Pflege & Gesellschaft 15. Jg., H. 1. Abgerufen am: 07.06.2021. Abgerufen von: https://www.google.de/url?sa=t&rct=j&q=&esrc=s&source=web&cd=&cad=rja&uact=8&ved=2ahUKEwiy1qqVroXxAhXqg_0HHU7HBqIQFjAAegQIBBAF&url=https%3A%2F%2Fdg-pflegewissenschaft.de%2Fwp-content%2Fuploads%2F2017%2F07%2FPG-1-2010.pdf&usg=AOvVaw0unisRuKJwSLn9RcQsYBKI.

Bundesministerium für Gesundheit (2020): Krankenhausfinanzierung. Abgerufen am: 28.05.2021. Abgerufen von: https://www.bundesgesundheitsministerium.de/krankenhausfinanzierung.html.

Bundesministerium für Justiz und Verbraucherschutz (2021a): Gesetz zur wirtschaftlichen Sicherung der Krankenhäuser und zur Regelung der Krankenhauspflegesätze (Krankenhausfinanzierungsgesetz - KHG) § 17b Einführung eines pauschalierenden Entgeltsystems für DRG-Krankenhäuser, Verordnungsermächtigung. Abgerufen am: 28.05.2021. Abgerufen von: http://www.gesetze-im-internet.de/khg/__17b.html.

Bundesministerium für Justiz und Verbraucherschutz (2021b): Sozialgesetzbuch (SGB) Fünftes Buch (V) - Gesetzliche Krankenversicherung - (Artikel 1 des Gesetzes v. 20. Dezember 1988, BGBl. I S. 2477) § 70 Qualität, Humanität und Wirtschaftlichkeit. Abgerufen am: 30.05.2021. Abgerufen von: https://www.gesetze-im-internet.de/sgb_5/__70.html.

Bundesministerium für Justiz und Verbraucherschutz (2021c): Sozialgesetzbuch (SGB) Fünftes Buch (V) - Gesetzliche Krankenversicherung - (Artikel 1 des Gesetzes v. 20. Dezember 1988, BGBl. I S. 2477). § 137a Institut für Qualitätssicherung und Transparenz im Gesundheitswesen. Abgerufen am: 30.05.2021. Abgerufen von: https://www.gesetze-im-internet.de/sgb_5/__137a.html.

Flintrop, J. (2014): Krankenhäuser zwischen Medizin und Ökonomie: Die Suche nach dem richtigen Maß. Deutsches Ärzteblatt. 111 (45). Abgerufen am: 27.05.2021. Abgerufen von: https://www.aerzteblatt.de/archiv/163452/Krankenhaeuser-zwischen-Medizin-und-Oekonomie-Die-Suche-nach-dem-richtigen-Mass.

Geisslinger, E (2005): Taz Archiv. Visite mit drei Sternen. Abgerufen am: 30.05.2021. Abgerufen von: https://taz.de/Visite-mit-drei-Sternen/!610051/.

GKV Spitzenverband (2011): DRG-Begleitforschung belegt: hochwertige medizinische Versorgung in Kliniken auch im Fallpauschalensystem. Abgerufen am: 30.05.2021. Abgerufen von: https://www.gkv-spitzenverband.de/presse/pressemitteilungen_und_statements/pressemitteilung_2260.jsp.

Hilgers, S. (2011): DRG-Vergütung in deutschen Krankenhäusern: Auswirkungen auf Verweildauer und Behandlungsqualität. 1. Auflage, Gabler: Wiesbaden.

Institut für das Entgeltsystem im Krankenhaus (2020): Fallpauschalen-Katalog 2020. Abgerufen am: 30.05.2021. Abgerufen von: https://www.g-drg.de/content/download/8915/65578/version/3/file/Fallpauschalenkatalog_2020.pdf?pk_campaign=drg19&pk_kwd=fpk19.

Institut für das Entgeltsystem im Krankenhaus (2020): Fallpauschalen-Katalog 2020. Abgerufen am: 08.06.2021. Abgerufen von: https://www.g-drg.de/aG-DRG-System_2020/Fallpauschalen-Katalog/Fallpauschalen-Katalog_2020.

Kolip, P.; Nolting, H.-D.; Zich, K. (2012): Faktencheck Gesundheit. Kaiserschnittgeburten –Entwicklung und regionale Verteilung. Bertelsmann Stiftung. Abgerufen am: 27.052021. Abgerufen von: https://www.google.de/url?sa=t&rct=j&q=&esrc=s&source=web&cd=&cad=rja&uact=8&ved=2ahUKEwjE0OTFuuXwAhUX_7sIHdWTCQwQFjAAegQIAhAD&url=https%3A%2F%2Ffaktencheck-gesundheit.de%2Ffileadmin%2Ffiles%2FBSt%2FPublikationen%2FGrauePublikationen%2FGP_Faktencheck_Gesundheit_Kaiserschnitt.pdf&usg=AOvVaw3E6Zrwp9ofrrEGNioH9eme.

Larjow, E. (2013): Bürokratieaufwand im Bereich Pflege. Statistisches Bundesamt, Wirtschaft und Statistik. Abgerufen am: 27.05.2021. Abgerufen von: https://www.google.de/url?sa=t&rct=j&q=&esrc=s&source=web&cd=&cad=rja&uact=8&ved=2ahUKEwjV8aDPr-rwAhW1_7sIHYloB1sQFjABegQIBBAD&url=https%3A%2F%2Fwww.destatis.de%2FDE%2FMethoden%2FWISTA-Wirtschaft-und-Statistik%2F2013%2F06%2Fbuerokratieaufwand-pflege-

62013.pdf%3F__blob%3DpublicationFile&usg=AOvVaw2A4jhjkwkt2cm34oGKV24d
.

Lüngen, M.; Lauterbach, K. W. (2000): Upcoding - a risk for the use of diagnosis-related groups. Deutsche Medizinische Wochenschrift. 125(28/29). S. 852-856. Abgerufen am: 27.05.2021. Abgerufen von: https://pubmed.ncbi.nlm.nih.gov/10943214/.

Lüngen, M.; Lauterbach, K. W. (2003): DRG in deutschen Krankenhäusern. Umsetzung und Auswirkung. Schattauer: Stuttgart.

Rummel, S. I. (2007): Kosten und Erlöse bei der Abrechnung geburtshilflicher Leistungen nach dem System der Diagnosis-Related-Groups (DRG). Abgerufen am: 30.05.2021. Abgerufen von: https://www.google.de/url?sa=t&rct=j&q=&esrc=s&source=web&cd=&ved=2ahUKE wjIxp6Is_HwAhUt_rsIHfdSDS8QFnoECAkQAA&url=https%3A%2F%2Fedoc.ub.uni - muenchen.de%2F6632%2F2%2FRummel_Sandra_I.pdf&usg=AOvVaw2kMoJYJxAsa v0K0jcj4kA5.

Statistisches Bundesamt (2021a): Jede dritte Krankenhausentbindung im Jahr 2019 Per Kaiserschnitt. Abgerufen am: 27.05.2021. Abgerufen von: https://www.destatis.de/DE/Presse/Pressemitteilungen/2021/03/PD21_N018_231.html.

Statistisches Bundesamt (2021b): Bevölkerung. Zahl der älteren Menschen wird zunehmen. Abgerufen am: 28.05.2021. Abgerufen von: https://www.destatis.de/DE/Themen/Querschnitt/Demografischer-Wandel/Aeltere-Menschen/anstieg-aeltere.html.

Volkmer, B.G.; Gottfried, H.W.; Gschwend, J.E.; Hautmann, R. E. (2003): Remarks on the introduction of the German Diagnosis-Related Groups (DRGs) for the specialty of urology. *Urologe* 42, S. 496–504. Abgerufen am: 27.05.2021. Abgerufen von: https://pubmed.ncbi.nlm.nih.gov/12715122/.

BEI GRIN MACHT SICH IHR WISSEN BEZAHLT

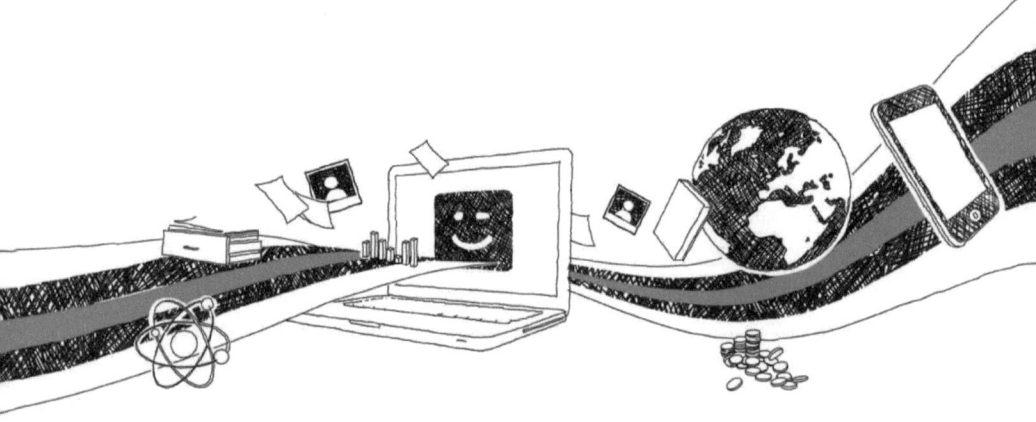

- Wir veröffentlichen Ihre Hausarbeit,
  Bachelor- und Masterarbeit

- Ihr eigenes eBook und Buch -
  weltweit in allen wichtigen Shops

- Verdienen Sie an jedem Verkauf

Jetzt bei www.GRIN.com hochladen
und kostenlos publizieren

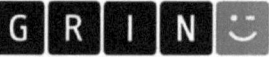